早产儿家庭养育、护理专业指导丛书

U0322377

正确了解早产儿

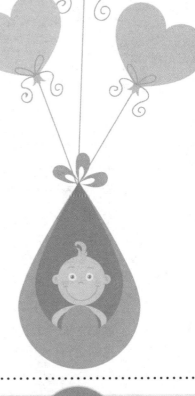

马佳年
主编

中国社会出版社

国家一级出版社·全国百佳图书出版单位

图书在版编目（CIP）数据

正确了解早产儿／马佳年主编 . —北京：中国社会出版社，2016. 4

（早产儿家庭养育、护理专业指导丛书）

ISBN 978 – 7 – 5087 – 5299 – 0

Ⅰ.①正…　Ⅱ.①马…　Ⅲ.①早产—新生儿—儿科学

Ⅳ.①R722

中国版本图书馆 CIP 数据核字（2016）第 065355 号

丛 书 名：	早产儿家庭养育、护理专业指导丛书
书　　名：	正确了解早产儿
主　　编：	马佳年

出 版 人：浦善新
终 审 人：李　浩
责任编辑：杨建萍
策划编辑：浦晓晶　　　　责任校对：丁　一

出版发行：中国社会出版社　邮政编码：100032
通联方法：北京市西城区二龙路甲 33 号
电　　话：编辑室：（010）58124837
　　　　　销售部：（010）58124838
　　　　　传　真：（010）58124837
网　　址：www. shcbs. com. cn
　　　　　shcbs. mca. gov. cn
经　　销：各地新华书店

中国社会出版社天猫旗舰店

印刷装订：中国电影出版社印刷厂
开　　本：145mm ×210mm　1/32
印　　张：1. 875
字　　数：40 千字
版　　次：2016 年 5 月第 1 版
印　　次：2016 年 5 月第 1 次印刷
定　　价：12. 00 元

中国社会出版社微信公众号

本书编委会

主　　编：马佳年

副主编：李　芳

编委会成员：（排名不分先后）
丁　源　马欣欣　马春娥　王永明
王松茂　许国庆　李恕萱　郭少红
秦　楠

前言

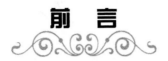

　　近年来，随着新生儿救治医学的发展，特别对早产儿救治水平的提高，我国早产儿的死亡率与伤残率明显下降，由于早产是围产儿发病、死亡及远期致残的主要原因，所以早产儿也是当今医学研究的重要内容，早产的发生，早产儿的远期并发症、早产儿的常见疾病、早产儿的护理和喂养是每个早产儿家庭共同关注的问题，因此早产儿联盟编写了本书，以供早产儿家庭每个成员了解早产儿的生长发育特点及基本知识，让我们共同努力，科学护理与喂养，为早产儿撑起一片蓝天，创建幸福美好的未来！

李　芳

目录
CONTENTS

一、早产儿　①

二、早产儿的相关疾病　⑨

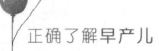

三、出院前准备 ㉑

四、早产儿出院后特殊护理 ㉘

五、预防早产 ㊵

六、早产儿支持体系介绍 46

目

录

一、早产儿

♪ 1. 早产儿定义

早产儿（又称未成熟儿）是指妊娠不足 37 周的活产婴儿。原因多种多样，有的是因为母亲有各种疾病，有的原因不明。——《实用儿科学》

♪ 2. 我国早产儿概况

2004 年，中国城市早产儿流行病学对 16 个省、自治区、直辖市的 77 所城市医院 2002～2003 年调查结果显示：产科出生的新生儿中早产儿发生率为 7.8%；且以每年 1% 的比例递增。——《中国当代儿科杂志》2005 年 01 期

有数据显示，2009 年广州新生儿中 1/6 为早产儿。这个比例每年仍在上升。——《广州都市报》2009 年按照我国每年出生 2000 多万新生儿计算，每年新生早产儿约 200 万，且每年递增 1%。

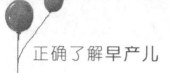

 3. 全球每年诞生 1500 万名早产儿

一份由世界卫生组织支持，由早产儿联盟和全球多家机构共同编写的《出生过早：全球早产儿行动报告》显示，全球每年诞生大约 1500 万名早产儿，占新生儿总数的 10% 以上。报告显示，因缺乏恰当护理，欠发达国家和地区的早产儿的死亡率远高于发达国家和地区。

（1）早产儿总数多：大多数早产儿出生在非洲、亚洲的一些欠发达国家和地区。此外美国的新生儿早产率显著高于其他发达国家。美国每 8 个新生儿中有一个早产儿，瑞典和日本早产儿比率同为 5.9%。早产儿数量每年以 1% 的比例增长。早产是导致出生后 4 周内新生儿死亡的首要原因。非洲裔女性未接受产前护理的人数大约是白人女性的两倍，因此早产率更高。

（2）死亡率地区差异大：报告说，全球每年 1500 万名早产儿中，1100 万名不幸夭折。另外，一些幸存的早产儿会造成终生残疾。欠发达国家和地区的早产儿死亡率明显高于发达国家和地区。如果向有需要的国家和地区推广简单、廉价的治疗方法，3/4 的早产儿死亡病例可以避免。

（3）孕前护理是关键：一些医学专家说，若要解决早产儿死亡率高的难题，减少早产儿总数是关键。其中，产前护理是重要一环，而孕前检查同样需要重视。现阶段，医学家尚不能明确所有导致早产的因素。但是，糖尿病、高血压、吸烟、体重超标、妊娠间隔过短、17 岁之前或 40 岁之后生育以及生育双胞胎或多胞胎都有可能提升早产的风险。

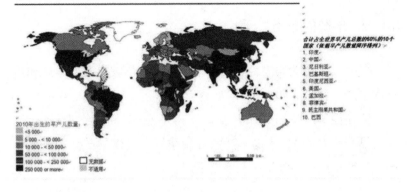

Figure 2.5: 2010年出生的早产儿数量（估算）

合计占全世界早产儿总数的60%的10个国家（依据早产儿数量降序排列）：
1. 印度
2. 中国
3. 尼日利亚
4. 巴基斯坦
5. 印度尼西亚
6. 美国
7. 孟加拉
8. 菲律宾
9. 民主刚果共和国
10. 巴西

2010年出生的早产儿数量：
<5 000
5 000 - <10 000
10 000 - <50 000
50 000 - <100 000
100 000 - <250 000
250 000 or more
无数据
不适用

♪ 4. 早产儿是多种疾病的高危高发人群

（1）脑瘫：早产儿的脑瘫发生率为2.91%；出生体重≤1500克的脑瘫发生率是10%～15%，脑室内出血发生率在50%以上，存活的早产儿中约有39.5%～60.6%发生脑瘫。——《中国优生优育》2008（14）增刊

（2）智力低下：37周以前出生的早产儿智力低下发生率为7.8%。——《医师报》2008.4.18

（3）视听障碍发生率：出生体重≤1000克的早产儿，其中9%有视觉障碍，11%有听觉障碍。——《医师报》2008.4.18

（4）行为障碍：早产儿进入学龄期后，55%存在学习困难，20%需要特殊教育。——《大样本流行病学》

一、早产儿

♪ 5. 早产的分类

（1）早产分为自发性早产、未足月胎膜早破导致的早产和治疗性早产三种。

治疗性早产是因妊娠并发症不得不在 37 周前终止妊娠者。各类早产约占 1/3，依据早产的分娩孕周，又将早产分为极早早产、早期早产、中度早产和晚期早产。

22 ~ 27 周 + 6 天为极早早产（Extremepretermbirth），约占 5%；

28 ~ 31 周 + 6 天为早期早产（Earlypretermbirth），约占 15%；

32 ~ 33 周 + 6 天为中度早产（Moderatepretermbirth），约占 20%；

34 ~ 36 周 + 6 天为晚期早产（Latepretermbirth），约占 60% ~ 70%。

不同孕周的早产对早产儿的危害不同，脑瘫、新生儿呼吸窘迫综合征等早产儿疾患随着孕周的增加显著下降。

（2）新生儿新定义：

《美国妇产科杂志》将新生儿出生时间范围进一步缩短，认为出生于 39 ~ 41 周的新生儿才属于真正意义上的足月儿，而新定义也同时得到了美国妇产科医师协会与母胎医学学会的认可。新定义旨在阻止医生与患者过早（小于 39 周）进行不必要的引产与剖宫产。

"越来越多的研究表明，39 周之前出生的婴儿在发育程度上略微落后，这主要体现在呼吸、听力与未来的学习能力上。其原因在于新生儿约 1/3 的脑部发育在 35～39 周内完成。而 41 周以后出生的婴儿也同样存在着一定健康风险。"

早产儿（Pre Term）：小于 37 周；

早期儿（Early Term）：37 周～38 周 +6 天；

足月儿（Full Term）：39 周～40 周 +6 天；

晚期儿（Late Term）：41 周～41 周 +6 天；

过期产儿（Post Term）：42 周以上。

 ## 6. 早产儿的特点

目前，临床上主要是通过胎龄来确定是早产儿还是足月儿。早产宝宝身体各系统发育的成熟度与足月宝宝有所不同。了解早产宝宝的特点，才能更好地、有针对性地护理宝宝。

（1）胎龄小：也就是胎儿年龄（指怀孕时间）小于 37 周称为早产儿。医学中胎龄的计算是根据末次月经的第一天算起。

（2）出生体重低：出生体重不是判断宝宝是否早产的依据，足月儿宝宝体重一般大于 3000 克；早产儿体重偏低，宝宝出生一小时内体重小于 1000 克，称为超低出生体重儿；小于 1500 克，称为极低出生体重儿。

（3）外表：早产宝宝的皮肤柔嫩，颜色粉红，薄而透明发亮，可以看见皮下的血管；皮下脂肪很薄，因而皮肤松弛，褶皱多，看起来像个"小老头"，胎毛多，头发细软，像棉花一样不易分开。外耳郭软薄，紧贴头颅旁，不能立起。颅骨的骨缝很宽，乳头刚刚可见，乳晕呈点状，边缘不突起，手指和足指的指

一、早产儿

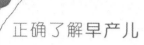

甲较软。当看到自己的宝贝儿这些情况后请不要担心，这都是早产儿的常规特点。

（4）行为：早产宝宝几乎全天都处在睡眠状态。如胎龄小于 28 周的早产宝宝在出生后几周内很少清醒，我们称为持续僵睡状态，胎龄在28～30周的早产宝宝，在刺激他时可以有短暂的清醒时间，胎龄大于 30 周的早产宝宝清醒的时候长一些，可以保持睁眼状态。胎龄大于 32 周的早产宝宝睡眠时，不给予任何刺激可以自己醒来，大于 35 周的早产宝宝可以表现为和足月宝宝相似的睡眠和清醒状态。在护理不同胎龄的早产宝宝时，应该根据这些特点合理安排护理内容，父母可以通过早产儿觉醒状态的改变，感受到早产儿神经系统在出生后仍然继续在发育和成熟。

早产儿的哭声细小、无力、持续时间短，肢体柔软、肌张力低，很少做单肢运动。请家长不要过于担心。

（5）神经反射：神经系统发育不成熟，早产宝宝不能出现吸吮反射和握持反射。

（6）体重增长与足月儿不同：早产儿体重增长的倍数较足月儿为大，1 岁时足月儿的体重大致等于初生时的 3 倍，1501～2000 克早产儿 1 岁时的体重可达初生时的 5 倍多，1001～1500 克早产儿可达初生时的 7 倍。因此不用过于担心孩子的后期生长，在后续的章节和丛书中会详细介绍追赶性生长和喂养中的具体方案。

♪ **7. 知名的早产儿**

不要担心，亲爱的，你看，他们都是早产儿。

阿尔伯特·爱因斯坦早产 3 周，出生于 1879 年 3 月 14 日。他发现了相对论，并于 1921 年获得诺贝尔物理学奖。据说，他出生时，把母亲吓坏了，他的头太大而且形状奇怪。他最初的语言发育迟缓、不流畅，他的父母在他 9 岁前都非常担心他的智力发展。

查尔斯·达尔文 1809 年 2 月早产于英格兰什鲁斯伯里。他以生物进化论闻名于世。目前许多物种和地理特征等以他的名字命名。

牛顿出生于 1642 年圣诞节，预计智商达 170，是重力学理论的奠基者，他早产时仅 3 磅重（1.3 千克）。他生下来虽然活着，但呼吸困难。受惊的老助产士说："这个婴儿奄奄一息。如果我们回来时他还活着就是一个奇迹。可怜的小不点儿。"后来牛顿很怀念他母亲的说法："你当时小得可以装进一个马克杯中！"

丘吉尔，英国政治家，他是一个 7 个半月就降生的早产儿。他的母亲在一次舞会上生下了丘吉尔。出生时，丘吉尔只有 2500 克重，当时人们纷纷推测也许养不活这个未足月的婴儿，可是他不但活了下来，而且还活到了 91 岁，成为一位人类有史以来少见的奇才，是一位集政治家、外交家、演说家、画家和作家于一身的寿星，在他传奇的一生当中创造了许多奇迹。

马克·吐温，小说《汤姆·索亚历险记》《百万英镑》《竞

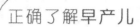

选州长》等的作者。他提早了两个月出生，体重只有 5 磅。他的母亲写道："一位女士进来对我说，你不会还打算把他养大吧？我说我会努力尝试，但他看起来真的很弱小。"

刘海若："凤凰涅槃"后的新闻主持人。她是一个出生时只有 3 磅的早产儿。当时护士对她爸爸说："我觉得你这个小孩子应该会活下去，因为她的生命力很强。"同样在 2002 年的火车出轨意外事故中，这个生命力顽强的女孩儿又一次顽强地活了下来，并且重返主播岗位。

桂纶镁：知名女演员，是 25 年前保温箱下纤弱的早产儿。如今担任台湾"巴掌仙子关怀大使"。

陈一冰："冰力十足"的奥运冠军。出生下来时只有 4 斤 2 两，柔弱得像一只小老鼠。为了锻炼身体，从小身体虚弱的他去练习了体操，谁知竟一发不可收拾，果然是"冰力十足"一路直上，成为新一届国家体操队的领军人物。

二、早产儿的相关疾病

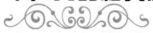

♪ **1. 呼吸系统疾病**

（1）早产儿窒息：新生儿窒息是指由于产前、产时或产后的各种病因，使胎儿缺氧而发生宫内窘迫或娩出过程中发生呼吸、循环障碍，导致出生后 1 分钟内无自主呼吸或未能建立规律呼吸，以低氧血症、高碳酸血症和酸中毒为主要病理生理改变的疾病。是新生儿死亡特别是早产儿死亡的主要原因之一。严重窒息将导致新生儿伤残和死亡。

很多原因都会造成胎儿或新生儿的窒息，但并非所有发生过窒息的孩子都会留下后遗症。通常胎儿和新生儿对缺氧的耐受力比成人强，短时间的缺氧而引起轻度窒息，一般是不会留下新生儿窒息后遗症的。如果缺氧的时间持续比较长的话，达到半小时甚至几小时以上，脑组织缺氧受损非常严重的新生儿，可产生程度不同的脑神经系统新生儿窒息后遗症，比如智力低下、瘫痪、肢体强直、癫痫以及生长发育迟缓等。但并不是有脑损伤的孩子就一定都有后遗症，轻度的缺氧缺血性脑病预后也是好的。只有

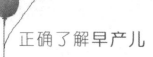

比较重的脑病才会造成不同程度的伤残。

早期干预是预防窒息儿和早产儿后遗症、保障和促进其优化发展的有效措施。因为这些宝宝在出生后的头几年是大脑可塑性最强的时期，而且年龄越小，受伤大脑的可塑性越强。前边介绍的很多早产儿不但赶上足月正常儿的发育水平，还明显超越一般人，作出了杰出的贡献。当然前提是能在早期大脑快速发育的关键期，给早产儿们创造丰富的环境刺激，根据每个孩子不同的情况制订有针对性的早期干预方案、良好营养和营造良好的家庭氛围，促进智力发育和大脑功能的恢复。

因此，对有窒息史早产宝宝，应尽早到相关医院或专业机构进行定期的跟踪随访及发育监测，并在专业指导下开展科学的早期干预。国内外大量研究成果证明，早期干预不仅可以减少伤残的发生，还在最大可能支持"神童"的出现。

（2）早产儿呼吸暂停：早产儿呼吸暂停是指呼吸暂停时间大于 20 秒，并伴有心率减缓小于 100 次每分，可分为即发性呼吸暂停和原发性呼吸暂停，原发性呼吸暂停又分为阻碍型呼吸暂停，综合型呼吸暂停，混合型呼吸暂停。无论何种呼吸暂停均是高危风险的加重，未及时处理，长时间缺氧可引发脑损伤对未来小儿发育智力发育有负面影响。早产儿发病率可高达 50%～60%，胎龄越小发病率越高。

出院回家后仍然出现呼吸暂停时，首先要尽快恢复早产宝宝的呼吸，立即给予较强刺激，如手指弹足底，刺激新生儿皮肤使其哭闹迅速恢复呼吸。其次，家长要积极配合医生，寻找导致呼吸暂停的诱因，以便进行有效的处理，如缺氧引起时可给予吸氧，如室温过高时应降低室温；败血症引发时应用抗生素，对经常出现呼吸暂停的新生儿，应在医生的指导下应用口服氨茶碱，必要时可肌肉或静脉注射咖啡因，频繁发作，经上述处理无效的，应立刻住院监护。

在家中出现呼吸暂停的宝贝多伴有体质弱，应加强喂养，尽量母乳喂养，母乳不足时应添加早产儿配方奶，以保证营养，要强化体质；居室阳光充足，空气新鲜，经常通风，避免对流风，温湿度应适宜，避免受凉，保证充足的热量和水分；喂养小量多次，一次不要喂得太饱，以防引发呕吐，尽量减少探视人员，注意隔离，以防交叉感染。

（3）新生儿呼吸窘迫综合征：新生儿呼吸窘迫综合征属于自限性疾病，可自主恢复，比如感冒。新生儿呼吸窘迫综合征与肺发育程度相关，死亡多发生于出生72小时内，随时间延长，肺部发育相对完整风险将大大降低。

新生儿呼吸窘迫综合征是由于缺乏肺表面活性物质引起的。以进行性呼吸为主要表现，早产儿的肺较足月儿更不成熟，更容易发生呼吸窘迫综合征。出生后早产儿的肺仍继续发育，随日龄增长，风险也逐渐降低。

患有妊娠糖尿病的准妈妈血糖高，胎儿的血糖随之升高，胰岛素分泌增加影响肺部发育。胎儿因缺氧发生宫内窘迫，或娩出过程中引起呼吸循环障碍造成胎儿出生时无呼吸，或出生数分钟后发生呼吸抑制，出现新生儿窒息。胎儿若因宫内窘迫长期处于缺氧状态，均会影响其肺部发育。

（4）早产儿肺炎：肺炎是新生儿期常见病之一，早产儿更容易患上肺炎，世界上每年有200万儿童死于新生儿肺炎。从病因上分为细菌性肺炎和感染性肺炎两类。

二、早产儿的相关疾病

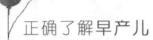

正确了解早产儿

感染性肺炎是新生儿感染中最常见疾病。发生在宫内、分娩过程中或出生后，由细菌、病毒或原虫引起。准妈妈在怀孕时受到细菌、病毒或原虫等感染，病原体可经血液传输通过胎盘屏障使胎儿感染。准妈妈患有泌尿系统感染等疾病，会上行至宫内，使胎儿感染。携带病毒和细菌的孕妇，若遇难产、急产或产程较长，则胎儿被感染的概率会增加。手术器械消毒不严格也会导致胎儿感染原因之一。妈妈或其他密切接触新生儿的人患有呼吸道疾病，由于新生儿免疫力低下可能会引发发生肺炎。新生儿若患有脐炎、败血症、脓疱疮等，病毒可经血液传输到肺部引发肺炎。

早产宝宝出生前感染多在出生 72 小时内发病，常伴有呼吸较快、憋气、黄疸等，严重时出现昏迷和抽搐。出生过程中感染发病则没有那么快，经过一定潜伏期才会发病，并且与感染的种类有关，如衣原体肺炎常在出生 3~12 周内发病；细菌感染则多在出生后 3~5 天内发病，同时伴有败血症。出生后感染大多在出生 3 天后出现症状，患儿哭声细弱、拒乳、活动很少或不活动。少数患儿会伴有体温升高或过低情况，表示病情危急。

1）早产儿宝宝家庭注意预防早产儿吸入性肺炎：

新生儿吸入性肺炎分为羊水吸入性肺炎、胎粪吸入性肺炎及乳汁吸入性肺炎。前两种肺炎主要因宝宝在出生前或出生时吸入羊水和胎粪所致。早产儿因吞咽反射较低，吃奶时乳汁进入呼吸道亦可引发肺炎。

2）预防吸入性肺炎的要点：

● 观察宝宝奶嘴上面的孔是否过大，将奶瓶倒过来检查奶水流速是否过快，不要让宝宝因吞咽不及而呛奶；

● 喂完奶后要轻拍宝宝背部让他打嗝，排出气体减少吐奶的次数；

● 喂完奶睡觉时让宝宝侧躺，防止溢奶时无法吐出反而吸入气管；

● 发现新生儿脐炎、皮肤感染时要立即去医院，避免引发感染；

● 喂奶时妈妈的姿势要正确，帮助宝宝克服吞咽困难；

● 家属要尽量少探望新生儿，如患有呼吸道疾病更应回避；

● 新生儿的房间要保持室内空气流通，紧闭门窗的做法是错误的，应该每天开窗透气；

● 房间内需保持一定的湿度，太干燥的空气对新生儿的呼吸道没有好处；

● 如果宝宝特别容易呛奶，就需要密切留意，一旦出现发热、哭闹或呼吸不规律等要及时就医；

● 妈妈不要去人群密集的场合，特别是在传染病流行期间；

● 妈妈需勤洗手、洗澡，注意个人卫生。

（5）早产儿支气管肺发育不良：随着早产儿肺表面活性物质替代法的推广应用及机械通气等早产儿急救技术的不断提高，使得早产儿尤其是出生体重极低的早产儿的存活率有了明显的提高。家长们都知道，早产儿的肺部一般发育得不够成熟，肺泡以及肺间质分化不完全，肺部结缔组织以及弹力纤维发育不良，各种致病因素均会使得肺部发生过度的炎症。这就使得肺泡的发育受阻，单个肺泡迅速增大，肺间质发生纤维化。因此，早产儿的生长发育以及生活质量受到严重阻碍，其中最为严重的问题就是早产儿支气管肺发育不良，这已经成为严重影响早产儿生存质量的重要因素，更甚者会导致早产儿的死亡。

特别是在冬季，回家的小早产儿需格外重视护理，以免因小失大。

♪ 2. 早产儿先天性心脏病

先天性心脏病（简称"先心"）是小儿时期的常见病，新生婴儿中平均每 1000 人中就有七八个人患此病。由于先心病心脏畸形的程度和类型不尽相同，临床表现轻重不一。轻者可以无症状，仅仅有心脏杂音；重者可反复发生肺炎，心力衰竭，甚至死亡。发病率占新生儿的 0.8%，其中有 60% 在宝宝满 1 周岁之前死亡。

心功能不全的孩子往往出汗较多，需保持皮肤清洁，夏天勤洗澡，冬天用热毛巾擦身（注意保暖），勤换衣裤。多喂水，以保证足够的水分。保持大便畅通。若大便干燥、排便困难时，过分用力会增加腹压，加重心脏的负担，甚至会产生严重后果。

♪ 3. 视网膜病变及筛查

早产儿视网膜病变（retinopathy of prematurity，ROP），原称晶状体后纤维增生症（RLF）。该病与早产、低出生体重以及吸高浓度氧气有密切关系，由于早产儿视网膜血管尚未发育完全，产生视网膜新生血管及纤维组织增生所致。晶状体后纤维增生症是严重 ROP 的晚期瘢痕改变。该病活动期病程为出生后 3～5 个月。常见于出生后 3～6 周，临床上分为活动期及纤维膜形成期，活动期分为五个阶段：

（1）第一阶段：血管改变阶段：为本病病程早期所见；

（2）第二阶段：视网膜病变阶段：病变进一步发展；

（3）第三阶段：早期增生阶段；

（4）第四阶段：中度增生阶段：视网膜脱离范围扩大至视网膜一半以上；

（5）第五阶段：极度增生阶段：视网膜全脱离，有时还可见到玻璃腔内大量积血。

约 1/3 病例在第一阶段、1/4 在第二阶段停止进行，其余则分别在第三、第四、第五阶段停止进行而进入纤维膜形成期。

温馨提示：早产儿视网膜病变发现并治疗于 3 期前，视力会得到不同程度的改善。本病视力的预后，与活动期病性严重程度及纤维膜肉残存范围的大小有关。于活动期第 1～2 阶段自行停止者视力无明显损伤；虽有纤维膜残留，而未累及黄斑部者亦可保留较好视力。当纤维膜形成第 4 期的则视力恢复希望渺茫，第 5 期多已无法改变，视力高度不良。

早产儿视网膜病变的损害是完全可以避免的。如对用氧的早产儿进行早期眼科监测，尤其是抓住最佳治疗期进行手术治疗，孩子的眼睛早期就会与常人无异。然而，可供治疗的时间只有两周左右，所以又被称为"时间窗"。"时间窗"一关上，孩子将坠入永远的黑暗。因此，对早产儿、低体重儿进行早期筛查和早期治疗是阻止早产儿视网膜病变发展，减少因此病导致婴儿视力低下甚至失明的关键。

除了这些，视网膜病变检查时还要注意一些细节：

第一，哪些医院能筛查，哪些医院能做手术，要进行很好的了解。

检查也是非常专业的项目，需要有经验的大夫给予检查。

第二，怎么去挂号。很多家长会面临异地就诊，需要做到：

（1）提前预约；

（2）提早到达医院，如果是外地的可以提早带孩子到医院附近住下，一方面要挂号，一方面稳定孩子的情况。还有一种就是车程在2~3小时以内的，可当天开车去医院，一个大人挂号，一个大人照看好孩子；

（3）是否需要提前散瞳及准备事项

有的医院会把散瞳的眼药给家长，让家长提前给孩子散瞳，这时要提前调整好喂奶的时间，因为孩子在检查前一个小时、之后半小时之内不能吃奶，哭闹时吐奶等会更加麻烦。我们要提前安排好，比如说在前一顿多吃一点也是可以的，检查时孩子多会哭闹，平稳后再给你孩子吃奶。如果到了喂奶时间还没有检查，请主动提前和护士说明。

第三，眼药：检查之后，医院通常会开眼药，因为孩子小，刚散完瞳可能眼睛会红肿。回家之后的两三天甚至一周之内，如果医院没开药，可在附近药店购买抗菌类眼药使用。

第四，大致的筛查周期，各地有差异，孩子情况不同也会有差异。

筛查后嘱患儿家长定期检查眼底：（1）1期或无病变期：两周检查1次，直至视网膜血管发育到周边部；（2）2期及阈前值病变：1周检查1次；（3）3期：1周检查2~3次；（4）阈值病变：立即激光治疗，以后眼科随访至视网膜血管发育成熟（矫正胎龄45周左右）。

早治疗的关键是早发现，早产儿联盟与各绿色通道医院合作开展早产儿眼科普查和宣传工作。

 ## 4. 筛查听力

正常新生儿和高危因素新生儿听力损失发病率的差异较大，正常新生儿约为1‰~3‰，高危因素新生儿约为2%~4%。

新生儿听力筛查（Universal Newborn Hearing Screening, UNHS），是通过耳声发射、自动听性脑干反应和声阻抗等电生理学检测，在新生儿出生后自然睡眠或安静的状态下进行的客观、快速和无创的检查。

如能对明确诊断为永久性听力损失的婴幼儿在出生6个月内进行科学干预和康复训练，绝大多数可以回归主流社会。

听力障碍高危因素：

（1）在新生儿重症监护室48小时及以上者；

（2）早产（小于26周），或出生体重低于1500克；

（3）高胆红素血症（严重黄疸）；

（4）有感音神经性和传导性听力损失相关综合征的症状或体征者；

（5）有家族病史者；

（6）颜面部畸形，包括小耳症、外耳道畸形、唇腭裂等；

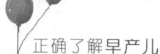

（7）孕母宫内感染，如巨细胞病毒、疱疹、毒浆体原虫病等；

（8）母亲孕期曾使用过耳毒性药物；

（9）出生时有缺氧窒息史，Apgar 0～4 分/1min 或 0～6 分/5min；

（10）机械通气 9 天以上；

（11）细菌性脑膜炎等；

（12）头部外伤史；

（13）睡眠过于安静，不怕吵闹。

新生儿听力筛查时间：

（1）初步筛查过程（初筛）：即新生儿生后 3～5 天住院期间的听力筛查；

（2）第二次筛查过程（复筛）：即出生 42 天内的婴儿初筛没"通过"；或初筛"可疑"；甚至初筛已经"通过"，但属于听力损失高危儿如重症监护病房患儿，需要进行听力复筛。

听力筛查的阈值在 30 以内为合格。特别是 32 周前出生的早产儿，在最开始的听力筛查中通常阈值偏高。一方面要引起注意、遵循医嘱定期随访。另一方面也不需要太过担心，助听器和人工耳蜗可以解决听力障碍问题。

♪ 5. 脑瘫及智力低下筛查

（1）定义：小儿脑性瘫痪简称脑瘫，是指各种原因所致的非进行性脑损伤综合征，主要表现为中枢性运动障碍、肌张力异常、姿势及反射异常，并可同时伴有晚期出现的癫痫、智力低下、语言障碍、视觉及听觉障碍等。

（2）脑瘫的主要伴随损害：

1）健康和体力的障碍：脑瘫病儿一般身长较正常儿童矮，营养亦差，常有呼吸障碍和易患呼吸道感染疾病；

2）智能、情绪问题：并发智能低下率最高，多动、情绪不稳，自闭亦多，智商测定困难；

3）癫痫：据统计约有半数伴发癫痫；

4）语言障碍：由于发声、构音器官的运动障碍和四肢运动障碍、听觉障碍、智能和生长环境等原因导致；

5）听觉障碍：难听程度从高音到低音障碍种种不一，家长应早作听力检查；

6）视觉障碍：约20%的脑瘫病儿有眼的障碍，主要为内斜、外斜等眼球协调障碍，其次为眼震和凝视障碍及近视、上方视麻痹等。

（3）用科学的眼光看待脑瘫：

1）脑瘫最主要的表现是运动功能障碍，同时也常常伴有智力低下、癫痫、进食困难、语言障碍、行为异常以及听力、视力障碍等；

2）脑瘫不等于弱智，很多脑瘫宝宝仅仅是运动功能障碍，智力并没有问题。

（4）脑瘫能治疗吗？

1）新生儿期：及早发现。从大脑和神经系统的发育特点来看，脑神经的损伤是不可逆的，治疗越早对脑神经的伤害程度越低，治疗效果越佳。强调早产儿必须进行脑瘫高危筛查，3～6个月内确诊，因为婴儿（0～6个月）尚处于发育期，而此时脑损

二、早产儿的相关疾病

19

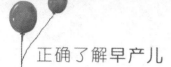

伤处于初期阶段，大脑组织尚处于迅速发育阶段，可塑性大，异常姿势和运动还未固化，这一时期是治疗的最佳时期。

2）半岁至两岁：早期治疗期。

出生 6 个月至两岁是早期治疗期，如果治疗得当，治疗的效果也会比较好。

大于 24 个月的婴儿，治疗效果较差些。

早产儿联盟与各绿色通道医院在合作开展早产及脑瘫高危儿筛查和宣传工作。

三、出院前准备

 1. 早产儿出院前注意事项

何时能回家：

（1）首先体重要长到 2000 克以上；

（2）在室温下，婴儿本身能维持其体温在正常范围，即腋温要在 36℃ 左右，而且比较稳定；

（3）能食入每天规定的必需奶量，而且体重增加；

（4）呼吸平稳，哭声已较响亮，无呼吸暂停；

（5）一般情况良好，无其他疾病；

达到以上条件者即可出院回家，但回家后仍应密切观察，发现异常应尽快到医院就诊，以免耽误治疗。

 2. 早产儿追赶性生长

早产儿由于存在突发早产、母子分离、多种疾病等问题，在

正确了解早产儿

医院的很长一段时间内体重增长几乎缓慢，但早产儿存在追赶性生长，因此家长不要过于担心。

新生儿出生后的几天至一周内，体重不但不增加反而会下降，但降幅不超过出生体重的8%，并在10天左右恢复甚至超过出生时体重，这种现象被称为"新生儿暂时性体重下降"，也叫作"生理性体重下降"。

有几个生理原因造成了宝宝体重下降：

● 出生后的宝宝会排出小便，并把体内的胎便排掉。

● 在出生的最初几天里，宝宝睡得多吃得少。

● 妈妈在生产过程中输液过多，造成宝宝出生后体重略微下降。

足月儿在出生3～4天时，宝宝的体重达到最低点，之后逐渐回升。一般来说，生理性体重下降不必担心。

早产儿过早出生，未发育完全，其身长、体重往往是不达标的，家长对此不要过分惊慌。当病情经有效治疗，不利因素被克服以后，早产儿就会以极快的速度恢复生长。

这种在康复阶段加快生长的现象，称之为追赶性生长。多数早产儿追赶性生长发生在出生后的1～3年，尤其是出生后的前两个月是追赶性生长的关键时期。常常先实现头围的追赶，再是体重和身长。通常在12个月前完成生理性追赶。

家长亦不可对此掉以轻心，错过孩子的最佳治疗时机，无法达到追赶性生长。

3. 家庭环境的准备，为宝贝创造舒适小天地

（1）出院早产宝宝具有一定的体温调节功能，但仍易受环境温度影响，保持体温稳定对宝宝成长至关重要。婴儿的生活环境要注意温度和湿度。

1）室内温度：除室温在 22～26℃外，室内温度不能忽高忽低，夏季应保持在26℃左右，冬季应保持在20℃左右，春秋两季不需特别调整，只要保持自然温度就可以基本符合要求。

给宝宝换尿布，动作要迅速，最好在最短时间搞定。

冬天特别是南方没有暖气，如果室内温度达不到时，可以考虑用暖水袋、电暖气保温，但是这些东西不能直接与宝宝接触，以避免被烫伤。

2）湿度：室内湿度一般要达55%～70%。湿度对宝宝的呼吸道健康非常重要。宝宝如果生活在南方地区，室内的湿度标准一般都可以达到。但对于生活在北方地区的，尤其是冬天，室内想达到上述湿度标准需采取一定措施。如果湿度太低，宝宝的呼吸道黏膜就会干燥而使黏膜防御功能下降，还会使呼吸道的纤毛功能受到损害，这样一来，势必降低宝宝对细菌以及病毒的抵抗能力，引起呼吸道感染。

3）洗澡：水温 37～42℃，建议准备一个婴儿洗澡水温计，上面标得很清楚；最好不是只凭大人的手感，如果没有温度计，妈妈可用自己手腕内侧测试水温，以不烫为宜；在水里体温散热快，洗澡时室内温度高一点好，一般要保持在 26～28℃。

给宝宝洗澡，最好在喂奶后的一个小时。

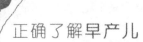

正确了解早产儿

　　刚回家可以不洗澡，可 1～3 天洗一次，早晚用湿毛巾擦脸、小手小脚即可。

　　4）饮用温度：泡奶粉的水温宜 40℃ 左右，不能用沸水泡好再放凉，那样会破坏奶粉的营养成分。试温时让奶液滴在手背上，不烫就可以了，不能用大人的嘴来喝着试，这不准确、不卫生。夏天，宝宝胃口不佳，奶可以稍凉些。

　　5）体温检测：测量体温一般常用 3 个部位，即口腔、腋窝及肛门。正常体温在肛门处为 36～37.5℃；在口腔处为 36.2～37.3℃；在腋窝处为 35.9～37.2℃。

　　凡超过正常范围 0.5℃ 以上时，称为发热。通常低热不需要退热，如果体温高达 38.5℃ 或 39℃ 以上，可给予物理降温，及时去医院就诊。连续发热 24 小时以上，应去医院。

　　早产儿也有可能体温低于 36℃ 甚至 35℃ 时，应高度重视，低温极易引起皮肤硬肿，损伤各重要脏器组织，功能受累，甚至导致死亡。

　　（2）房间光线要柔和，避免太亮或太暗。

　　（3）尽量营造安静环境，如说话轻柔、避免穿有响声的鞋、不要用力关门窗、看电视的声音应放低等。

　　（4）与宝宝接触的衣物要柔软无刺激，以棉织品最好；宝宝床要带护栏，夏天需要罩蚊帐。

♪ **4. 出院物品清单**

　　（1）固定用品：

　　1）空气净化机。

24

2）加湿器。

3）温度计、湿度计一套。

4）婴儿体重、身高、头围尺一套。

5）奶瓶消毒器、温奶器、吸奶器、储奶袋、奶瓶、奶嘴、奶粉盒、奶瓶刷、奶瓶清洗液、软勺、碗、包被。

6）按摩油、沐浴液、防晒霜、润肤霜、护臀膏、纸尿裤或尿布、鸟巢、浴盆、毛巾、衣服、细棉签、口水巾、指甲刀。

（2）触觉练习物品：丝绸、粗布、小刺球、橡胶球、棉花、丝瓜棉、塑料玩具、毛绒玩具、小沙锤等。

（3）视觉训练物品：黑白卡、红球、彩色卡、蒙红布手电、人脸等。

（4）其他用品：

1）圆形大龙球2个、椭圆形大龙球1个、花生球1个。

2）玩具架。

3）视觉发育挂图、摇铃等声音类玩具。

♪ 5. 出院后随访及注意事项

（1）出院前准备：

1）如果有条件最好在出院前1~2天，在医院的病房和宝宝住在一起，学习各种早产宝宝特殊的护理常识：如何安抚宝宝、如何给宝宝喂药、如何监测宝宝体温、呼吸和心跳等。

2）多向护士和专业人员请教，尽早熟悉宝宝的脾气习性和护理要点。

3）详细了解宝宝出院后是否需要特殊的药物或营养品，也包括了解宝宝的脾气习性和护理要点。由于地区和宝宝的状态不同，这条请务必与主管医生详细沟通。

4）询问家中需要给宝宝哪些特殊护理，如呼吸机、血氧饱和仪、造瘘等特殊喂养方式等，如果需要，尽量在医院里学会。

5）咨询医生，宝宝出院后还需要做哪些方面的检查，如头颅超声、磁共振检查、听力筛查和早产儿视网膜病筛查，最好提前预约好时间。

（2）出院后随访及注意事项：

1）一般早产儿出院后，医护人员会给宝宝一份需要再次回医院体检的建议或随访时间预约卡。父母应遵从医生建议，及时给宝宝定期复查，这样才能更好地了解宝宝的生理、心理和智能发育情况。

2）如果父母想让宝宝进行额外的检查，也可以向医护人员提出要求。一般早产儿出院后应在出生后前6个月每月随诊一次，6~12个月每两个有随诊一次，18个月和3岁时，进行全面体检。对于有需要或有病理情况的宝宝，医生随时调整体检时间和计划。

3）定期体检，有助于了解宝宝的生长发育是否正常、对异常问题及时调节照顾或对治疗方法进行纠正和补救，还可以与医护人员建立良好的、相互信任的关系，解决一些宝宝干预中的问题，这对父母和宝宝都是十分重要的。

4）早产儿出院后的随访除了之前提到的视网膜病变、脑瘫筛查、听力筛查等，还包括：

生长发育：

是更好地关注孩子的整体生长发育情况，身高、体重、头围等。建议家长自己绘制一张曲线图，可以全面了解掌握孩子追赶性生长的过程，是比较好的形象直观状态。

神经功能运动障碍的检查：

NBNA、52 项、新 52 项、GMS 等，主要根据情况而定。

孩子有一个生长发育的过程，没有大夫能够明确地告知你说：我保证这个孩子没问题。请家长理解，配合大夫开展相关检查及干预治疗。

智力测评，矫正胎龄测评：

早产儿存在矫正胎龄的概念，后面会详细讲解。要相信经过良好的干预，咱们的孩子一定可以更优秀的。

异地检查注意事项：

除了喂奶、挂号等注意事项，家长们既然大老远地来医院，建议家长多去几家相关的机构看一下，咨询、了解、听取综合性意见，尽量把该做的检查做一遍。

还有一些家长会问，比如年底天气比较冷，那我是现在去检查，还是等过完了春节、春暖花开了再去检查好？这要看您孩子的具体情况，如果您在当地，就及时前去看医生，让医生进行一个全面检查评估。如果您居住偏远，最好听医生的建议，不要在天寒地冻的时节，在异地来回奔波。

更多知识交流，关注早产儿微信公众号 zaochanerlianmeng。

三、出院前准备

四、早产儿出院后特殊护理

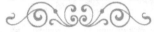

♪ 1. 家庭记录表的填写

早产儿出院后家庭记录表

日期：　　　　　星期：　　　　　天气：　　　　　气温：

内容/时间	奶	营养剂	水	二便	睡眠	活动	护理	备注

更多知识及交流，关注早产儿微信公众号 zaochanerlianmeng。

说明时间使用：

所有项目的时间，均要记在第一列，从上到下依次记，每个项目记录时间到分（如 13 点 23 分到 13 点 47 分）。

奶：记录每天吃奶的时间和量（毫升），注明母乳、奶粉、添加剂。

营养剂：包括钙、铁、锌、鱼肝油、维生素、其他。

根据孩子的情况，添加并记录饮水情况：记录每天孩子喝水的时间和量，如果喝的是饮料或蔬菜水果水，请注明。

二便：大小便分开记，记录小便的量、颜色，大便的次数、颜色、特殊气味（没有可以不计）、形状（如黄软便一次）。

睡眠：记录睡眠时间（几点几分至几点几分，写在第一列），多长时间（如 2 小时 10 分钟）写在睡眠框里，最后总计共几次，共多长时间。

活动：包括按摩抚触、被动操、游泳，记录时间、项目名称、活动了多长时间（如游泳 15 分钟）。

护理：早午晚夜 6 小时一次，测量并记录室内温度、湿度，测量并记录宝宝的体温、手脚温度感等。

备注：特殊事项：会员随访、预防针，对记录的说明、遇到的特殊事项等。

注：每天结束后总计（在第一列写上总计），汇总每个项目（如奶量 500 毫升）。

 2. 早产儿出院后喂养特殊问题集锦

（1）母乳喂养对早产儿的作用（母乳的特点、母乳对早产儿

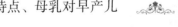

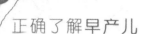

特殊的好处）：

早产儿母乳特点：早产儿母乳各种营养元素浓度或者高于足月乳，或者在足月乳的正常范围内。从成分来看，早产乳，尤其是早产初乳和过渡乳，非常适合早产儿发育。这也是为什么需要鼓励早产儿妈妈坚持母乳喂养的重要原因。具体成分详细见表。

成分（U/L）	早产过渡乳 （6～10 天）	早产成熟乳 （22～30 天）	足月成熟乳 （30 天以上）
总蛋白（g）	19 ±0.5	15 ±1	12 ±1.5
脂肪（g）	34 ±6	36 ±7	34 ±4
碳水化合物（g）	63 ±5	67 ±4	67 ±5
能量（kcal）	660 ±60	690 ±50	640 ±80
钙（mmol）	8 ±1.8	7.2 ±1.3	6.5 ±1.5
磷（mmol）	4.9 ±1.4	3 ±0.8	4.8 ±0.8
镁（mmol）	1.1 ±0.2	1 ±0.3	1.3 ±0.3
铁（mmol/mg）	23 / 0.4	22 / 0.4	22 / 0.4
锌（μmol）	58 ±13	33 ±14	15 – 46
钠（mmol）	11.6 ±6	8.8 ±2	9 ±4.1
钾（mmol）	13.5 ±2.2	14.8 ±2.1	12.8 ±1.5

（2）早产儿妈妈保留母乳的方法：

早产儿出生后就住在暖箱中，确实无法吸吮母乳，因此在孩子回家前留住母乳是每一个早产妈妈面临的重要问题。

1）早开奶：

即使孩子无法吸吮，母亲依然可以使用挤奶或吸奶器来排空

30

乳房，保证乳汁分泌。只要条件允许，越早开始哺乳对于乳汁分泌越有好处。

2）挤奶：

①吸奶器的选择：劣质吸奶器效果不好，而且还会损伤母亲乳房，所以不推荐使用。带有电动马达的吸奶器，可以模仿婴儿每分钟的吸吮频率，是比较理想的工具。双头的吸奶器确实比较快，但价格一般偏高。可根据实际情况选择。

②奶量：一天24小时最好能挤出750毫升；如果只能挤出来350～500毫升，那就属于边缘量，有可能不太够；如果只能挤出来低于350毫升，算是比较低的。

③挤奶的次数要看你离开婴儿多久而定。所以最好从孩子出生第一天就开始，每一边都挤，询问大夫配合孩子吃奶的时间，一天挤8～12次，就像孩子会吃那样。不要因为母乳在刚开始挤得比较少而灰心，随着孩子的长大，即使没有孩子的吸吮，母乳一定也会越来越多。

④注意调节情绪，放松心情是第一位的。其次可以在挤奶或吸奶的时候，相信孩子一定会回到母乳喂养，留下母乳就是给孩子留下更多的关爱。

3）怎样储存乳汁：

3到5天之内要食用的母乳，可存放在冷藏室。早产儿在院时间较长，若要保存久一点，则要存于冰箱冷冻室，单门冰箱可冷冻两个星期。如果冷冻室维持在 －18℃ 以下，则可在经常开的双门冰箱内冷冻4个月，在单独的冷冻柜内可保存6个月。奶水一定要先冷却之后，才可放进去冷冻。储存挤出的母乳，要用干净的容器，如消毒过的塑胶筒、奶瓶、塑胶奶袋。

储存母乳时，每次都需另用一个容器。冷藏奶要与冷冻室的奶水加在一起时，切记新加的要比原来已冷冻的奶水少，否则已冷冻的会被新加入的奶解冻。

给装母乳的容器留点空隙，不要装得太满或把盖子盖得很紧，以防冷冻结冰而胀破。

当你用塑胶袋盛奶时，最好套两层，以免破裂。挤出空气，并留有 1 寸的空隙（不要装满），然后弄紧直立，放在圆筒形的容器内，冷冻结冰时立起成形（如欲长期存放母乳，最好不要用塑胶袋装）。

可以直接用外面销售的母乳保鲜袋，并在每一小份母乳上贴上标签并记上日期。

4）早产儿回家第一周的喂养：

①奶嘴可以先选择 M 号，早产儿吸吮能力较弱，回家后的前几天可以用 M 号奶嘴，以便顺利吸吮，保证奶量。

②定时定量延续医院的喂养习惯。一定要按照医院的时间，定时喂养，尽量不要打破医院已经建立的好的喂养习惯，否则不仅孩子包括父母也会比较麻烦；要按照医院的奶量喂养，刚回家的时候不要随意增减。

③奶粉或者将母乳挤出来用奶瓶喂养，以便尽快适应家庭环境。

5）怎样化冻母乳：

冷冻的母乳在解冻时，应该先用冷水冲洗密封袋、或放在常温下、或放置在冷藏室慢慢解冻退冰。母乳最好不要用微波炉或炉火加热，因为使用微波炉加热会减少甲型免疫球蛋白及维生素 C 的含量，并且受热不均匀。另外，56℃以上的高温加热会减少甲型免疫球蛋白及酶素活性等。

之后，将母乳袋放进低于50℃温热的水里浸泡，在浸泡时要不时地摇晃容器使母乳受热均匀，同时也使母乳中的脂肪混合均匀，或直接放入温奶器，直至母乳完全升至37~40℃适宜哺喂的温度。

解冻后的母乳，直接倒入奶瓶中就可以喂宝宝了。解冻后的母乳一定要在24小时内吃完，但如果是加热后的母乳而宝宝没有吃完，建议就不要给孩子再食用，并且不能再次冷冻。

问题集锦：

为什么早产儿要吃特殊的配方奶？

答：早产儿出院后，配方奶专门为早产儿在出院后过渡期使用，其提供的能量和营养成分介于早产配方奶和婴儿配方奶之间，热量为73kcal/100ml。20世纪90年代国外就开始研制早产儿出院后配方奶，经过十几年的应用，证明在出院后使用这种特殊配方奶的早产儿，比使用普通婴儿配方奶的早产儿能更快达到追赶性生长，骨骼发育也更加强壮。各种早产儿配方奶的共同特点是：

蛋白质：每100毫升早产配方奶中含有1.92~2.2克蛋白质。其中乳清蛋白和酪蛋白的比例为60：40。乳清蛋白中含有高浓度、比例恰当的必需氨基酸，还含有新生儿必需的胱氨酸。另外，酪蛋白中结合了重要的矿物元素，如钙、磷、铁、锌等，乳清蛋白和酪蛋白各有好处，合适的比例还是以母乳作为黄金标准。

脂肪：早产儿配方奶中脂肪含量为3.4~4.0克，其中，中链脂肪酸占 40%，易于消化吸收，含亚油酸高于需要量 300 毫克，有利于促进宝宝脑细胞的生长发育。

碳水化合物：碳水化合物中 60% 为多聚葡萄糖，供给所需要热量，不会增加血渗透压，使乳汁渗透压保持等张状态，可减少早产儿坏死性小肠炎的发生。

钠：增加钠含量，补充早产儿肾排钠量的增加，需要钙含量为正常母乳含量的 3 倍，使钙和磷的比例接近 2：1，有助于钙的吸收，维生素 E 具有保护细胞膜、防止脂质过氧化的作用。

早产儿奶粉如何向足月儿奶粉过渡转奶？

答：早产儿作为发育不成熟的、特殊的一个群体，对他们的营养需求不仅要考虑到营养素缺乏引起的问题，还要考虑这些营养素过多可能带来的风险。所以，对于需要进行追赶性生长的早产儿来说，何时从早产儿奶粉转为普通的一般奶粉就成为每个爸爸妈妈尤为关心的问题。一般来说，当您的早产宝宝（是实际月龄而不是纠正月龄）的体重追赶上同月龄的足月宝宝时，就可以改为普通的一般奶粉了。那接下来的问题是，多少体重才算是追上了呢？目前国内学者的推荐是，达到足月宝宝体重的 25 百分位就可以了。什么又是 25 百分位呢？可以参照中国九市儿童的生长标准与生长曲线图，当您宝宝的体重达到紫色线以上时，就可以转为普遍的一般奶粉了。如果您的宝宝体重在 10 百分位以下，也就是下面的黄色线时，仍然需要吃早产儿奶粉直到达标为止。

不同品牌的早产儿奶粉怎么转？

答：一般早产儿都比较容易过敏，最好使用同一种品牌的奶粉。即使是足月儿，我们也建议一岁之内不要更换多种牌子的奶粉。

早产儿贫血来得更早一些？

答：胎龄越小，贫血出现越早，程度也越严重，主要是出生后氧饱和度升高，红细胞生成素（EPO）产生受抑制，骨髓缺乏EPO的刺激，故红细胞分化成熟功能降低，早产儿胎龄越小，EPO越低。

出生体重：出生体重小于1500克者，贫血出现时间及程度均较其他早产儿早且重。原因可能有以下因素：体重增长快，血容量扩充快，而骨髓造血功能不足，导致血液稀释。储铁量少，体重越低，储铁量越少，外源性失血对低体重儿来讲，丢失的铁相当多，早产儿自出生后6周起，EPO产生增加或在rhEPO治疗期间，红细胞生长加快，铁消耗量增加。生理因素：出生后建立肺呼吸，血氧饱和度迅速提高达95%，血红蛋白的氧释放量大大超过了组织对氧的需要量，因而骨髓造红细胞功能暂时受抑，这样出生后4~8周即出现早期贫血，即生理性贫血。

医源性失血：特别是体重低、胎龄小的早产儿，出生后1~2周因病情需要多次抽血检查，与成人不同，其血清EPO抽血后不会升高，抽血量越多，贫血发生时间越早，程度越深。

早产儿长得太快，为什么不好？

答：早产儿存在追赶性生长，在一定的阶段，身高、体重、头围等都比足月儿增长得快。但过快的增长，会导致婴儿时期的肥胖症，这种情况下等成人之后的肥胖，心脏病、高血压、糖尿

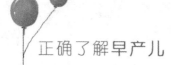

病会比一般人高发，所以在早产儿追赶性成长的过程中，也要避免体重增长过快。

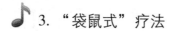

3. "袋鼠式"疗法

给早产宝宝"仿子宫"的照护

"袋鼠式"疗法和"鸟巢式"护理交替进行的方法，可以为早产儿提供温暖环境和安全感。

根据世界卫生组织的定义，在怀孕 29~37 周发生的分娩为早产。根据最新数据显示，中国每年早产儿的出生率约为 10%，并逐年增加，这就是说，10 个宝宝里就有一个是早产儿。早产儿的体重一般在 1000~2500 克，由于过早分娩，各种器官发育不成熟，体外生活能力较弱，调节体温、抵抗感染的能力很差，加强早产儿的护理是降低死亡率的关键。对于一出生就要住进暖箱的早产儿来说，出院后的家庭护理同样重要。早产儿在家庭中该如何护理？又有哪些区别于足月宝宝的地方呢？

"袋鼠式"疗法

仿照类似子宫环境，采用"袋鼠式"疗法和"鸟巢式"护理交替进行的方法，直到宝宝的胎龄被校正为 40 周时。

"袋鼠式"疗法又称皮肤接触护理，模仿袋鼠妈妈育儿的经验，在妈妈胸前模拟出一个"育儿袋"，并将宝宝放在其中。这种方法针对早产儿设计，仿照类似子宫内环境，让早产儿在出生早期即开始同母亲进行一段时间的皮肤接触。这种疗法可以稳定宝宝心跳速率及呼吸、稳定血氧浓度，借由与父母亲皮肤接触给予温暖，使宝宝有安全感、减少哭泣并降低氧气及能量的消耗、延长睡眠时间，并加速体重增长，提高母乳喂养的效率，降低感染的严重程度。

♪ 4. "鸟巢式"护理

利于维持宝宝体温

有一些早产儿的父母会发现，宝宝回家后睡觉很不安稳，隔一会儿就哼哼或惊醒。这时，在医院暖箱里使用的"鸟巢式"护理同样可以在家中进行。

"鸟巢式"护理是近年才推行的一种较安全的早产儿护理模式，从仿生学角度为早产儿创造一个类似鸟巢的自然环境，满足了早产儿舒适、安全与归属的需要，能给予早产儿全身温柔的接触，减少热量散失，维持早产儿各项生理指标的稳定，使机体能量消耗减少，让患儿安静舒适，满足生长发育的需要。

此外，鸟巢式护理为早产儿创造了一个"人造子宫"，宝宝会像在妈妈腹中时那样蜷着睡在里面，这种体位也是宝宝感觉最安全、最舒适的体位。这种方式能更好地维持患儿体温和高血氧饱和度，能较好控制心率，同时缩短住院时间，减少不良外界刺激对早产儿的影响，使早产儿早日恢复身心健康。

♪ 5. 矫正胎龄

早产儿的概念已经说明宝宝出生月数不足。月龄按出生算，

正确了解早产儿

早产儿的发育较正常儿的发育有不同程度的落后，因此可以按照纠正月龄比较发育的状况。大部分早产宝宝两三岁的时候会在发育方面"赶上"同龄的孩子。在这之后，任何身高或发育方面的不同，都很可能是个体差异的结果，而不是因为宝宝是早产儿。有些出生时很小的宝宝，必须需要更长的时间才能赶上同龄的孩子。

第一种：矫正月龄就是按照宝宝的预产期计算的月龄。

提议用宝宝的实际月龄减去宝宝早产月龄，如早产 n 周，就是实际月龄 − (n/4)。

按照宝宝的预产期计算。医生评估宝宝生长发育状况时，可能会采用这种月龄。假如宝宝是 6 个月大，但早产了 2 个月，那他的矫正月龄就是 4 个月大。

第二种：矫正月龄 = 出生后月龄 − (40 − 出生时孕周)/4。

例如：孕周只有 32 周的小宝宝，现已出生 3 个月，他的矫正月龄 = 3 − (40 − 32)/4 = 1 个月。你的小孩子现在 48 天，要用小孩出生的周数来计算现在的月龄。比方是 36 周出生的，那么现在月龄是半个月。

第三种：也是推荐的方案，按照测评结果科学地确定孩子的月龄，并根据实际的月龄给予适合的早期干预。

【其他细节】

洗护用品选中性

宝宝的洗护用品最好选择不加香料、防腐剂、色素等化学物品的。不要给宝宝使用碱性洗护品（如含皂质、酒精等成分的），以免清洗皮肤时破坏掉天然酸性保护膜，应选择刺激性小的、pH值为中性的洗护品。

别在阳光下暴晒

从宝宝时期就要避免过度让宝宝的皮肤暴露在阳光下，尤其是在阳光强烈时。外出时，暴露的皮肤要涂抹防晒品，防晒品分无机和有机两大类，宝宝适宜使用无机防晒品。

小于1000克别用水洗澡

给宝宝第一次洗澡时不需要将胎脂完全清洗干净，只需用消毒植物油擦去过多的胎脂就行了。

小于1000克的早产宝宝不宜用水洗澡，须用无菌水轻轻擦拭身体。对体重轻、生活能力低的早产宝宝或因为室内温度低，没有条件每天洗澡的，应每日洗脸。

洗澡后勿用润肤油

洗澡后也不需要给宝宝使用润肤油类的产品。一般情况下宝宝的皮肤分泌的油脂已经足够了，6个月内都不需要使用额外的护肤品，滥用护肤品容易导致宝宝的皮肤感染。

四、早产儿出院后特殊护理

五、预防早产

50%的早产不明原因，因此不必追究早产具体的原因，以免对家庭造成伤害。

♪ 1. 早产的常见诱因

奔波于各种竞争中的女性朋友，在怀孕以后也没有因此而特别注意，与正常人一样工作忙碌，这些难免会影响到孕妇。如果怀孕期间，孕妇朋友长期得不到足够的休息，保持高压状态，极有可能导致早产。下面，我们来了解一下早产发生原因有哪些。

除了孕妇的精神情绪、心理上的问题容易导致早产的发生之外，以下的一些因素也容易导致孕妇发生早产。

一是营养不良引发孕妇早产：孕妇在怀孕的时候要注意保证健康的饮食习惯，因为当孕妇缺乏蛋白质、维生素 E、叶酸等元素时很容易导致早产。

二是各种疾病引发孕妇早产：无论是打算怀孕的时候，还是怀孕时，都一定要注意保持身体健康。

（1）并发子宫畸形（如双角子宫、纵隔子宫）、子宫颈松弛、子宫肌瘤。

（2）并发急性或慢性疾病，如病毒性肝炎、急性肾炎或肾盂肾炎、急性阑尾炎、病毒性肺炎、高热、风疹等急性疾病；心脏病、糖尿病、严重贫血、甲状腺功能亢进、高血压病、无症状菌尿等慢性疾病。

（3）并发妊娠高血压综合征。

（4）吸烟、吸毒、酒精中毒、重度营养不良。

（5）其他：孕妇患有流感、甲肝、急性阑尾炎、妊娠高血压、风疹、重度贫血等传染病或者内外科疾病，都有可能引发孕妇早产；长途旅行、气候变换、居住高原地带、家庭迁移、情绪剧烈波动等精神体力负担；腹部直接撞击、创伤、性交或手术操作刺激等。

三是反复流产引发孕妇早产：女性如果怀孕之前一直反复流产的话，很容易导致孕妇宫颈机能不健全。

四是其他方面的：例如绒毛膜羊膜感染、双胞胎或多胎妊娠、胎位不正、环境过于嘈杂、孕妇年龄过大等因素。

专家提醒：只要孕妇在怀孕期间可以配合医生定期做产检，或者在发现异常情况时马上去医院就诊，就可以最大限度地降低早产的发生。

来自胎儿胎盘方面的风险有：

（1）前置胎盘和胎盘早期剥离。

（2）羊水过多或过少、多胎妊娠。

（3）胎儿畸形、胎死宫内、胎位异常。

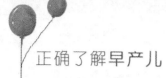

正确了解早产儿

（4）胎膜早破、绒毛膜羊膜炎。

 2. 早产的高危因素

（1）前次早产史和或晚期流产史者：有早产史的孕妇，早产再发风险是没有早产史孕妇的 6～8 倍。

（2）宫颈手术史及宫颈机能不全：宫颈锥切、LEEP 术后、反复人工流产扩张宫颈、子宫畸形等病史者早产风险增加。孕妇有宫颈机能不全，或妊娠期 14～28 周，宫颈长度 <30mm 者，早产和晚期流产率增加。

（3）多胎妊娠，一般双胎妊娠早产率为 50%，三胎为 75%。

（4）生殖道炎症，如细菌性阴道病、滴虫性阴道炎、衣原体感染、淋病、梅毒等。

（5）泌尿系统感染、无症状菌尿。

（6）全身感染性疾病。

（7）阴道出血。

（8）羊水过多、过少者。

（9）接受辅助生殖技术后妊娠者。

（10）孕妇有并发症，如高血压病、糖尿病、甲状腺疾患、哮喘等。

（11）有不良嗜好者，如吸烟、酗酒或吸毒者。

（12）孕妇 <18 岁或 >35 岁。

（13）体重指数 <19，营养状况差，每周站立时间 >40h。

（14）反复出现规则宫缩，如宫缩 ≥4 次/h。

（15）妊娠 22～34 周，阴道后穹窿分泌物中胎儿纤维连接蛋白（fFN）阳性者。

（16）其他因素：如未常规孕期保健、流动人口等。

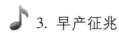

3. 早产征兆

（1）下腹部变硬：在妊娠晚期，随着子宫的胀大，可出现不规则的子宫收缩，几乎不伴有疼痛，其特点是常在夜间频繁出现，翌日早晨即消失称之为生理性宫缩，不会引起早产。如果下腹部反复变软变硬且肌肉也有变硬、发胀的感觉，至少每10分钟有一次宫缩持续30秒以上，伴宫颈管缩短，即为先兆早产，应尽早到医院检查。

（2）阴道出血：少量出血是临产的先兆之一，但有时宫颈炎症、前置胎盘及胎盘早剥时，均会出现阴道出血，这时出血量较多，应立即去医院检查。

（3）破水：温水样的液体流出，就是早期破水，但一般情况下是破水后阵痛马上开始，此时可把臀部垫高，最好平卧，马上送医院。

4. 出现早产迹象怎么办

如果出现了一些早产的症状，医生会马上采取一些措施，尽可能地延长孕周，防止发生早产。

首先，医生会建议卧床休息，一般采取左侧卧位，可以减少宫缩的频率，有利于提高子宫的血流量，改善胎盘的功能，

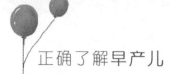

增加胎儿的氧供及营养。接下来，医生还会给予一些药物治疗，主要是抑制宫缩的药物、抗感染的药物和促进胎儿肺部成熟的药物。

其中，很重要的一点是应用宫缩抑制剂。目前，临床上最常使用的宫缩抑制剂是硫酸镁。镁离子直接作用于子宫平滑肌细胞，从而发挥抑制宫缩的作用。但是，镁离子的作用并不是特异性的，身体其他部位也会有同样的效应发生，因此，硫酸镁会产生一系列的副作用。常见的不良表现包括恶心、呕吐、视力模糊、头痛、嗜睡、呼吸困难。而且当肾功能不全时，可能会导致高镁血症。过量的硫酸镁还会造成呼吸抑制、心跳停止和死亡。硫酸镁亦可能通过胎盘，对胎儿造成不良影响。

另外，医生还会根据情况给予抗生素治疗。对于妊娠 35 周前的早产，应用肾上腺糖皮质激素促进胎儿肺成熟。

早产的预防很关键，早产儿比较小而且身长也比较短，容易出现一些情况。近年来，由于早产儿治疗学及监护手段的进步，其生存率明显提高，伤残率下降。国外学者建议将早产定义时间上限提前到妊娠 20 周。

♪ 5. 如何避免早产

在妊娠 28 周后的准妈妈，不应做不利于宝宝的事情，避免早产的发生。

（1）孕期应加强营养，避免精神创伤，不吸烟，不饮酒，避免被动吸烟。

（2）妊娠后期绝对禁止性生活，因为精液中的前列腺素经阴道吸收后会促进子宫收缩。

（3）一旦出现早产迹象，应马上卧床休息，并且取左侧位以增加子宫胎盘供血量；有条件的，应住院保胎。

（4）积极治疗急慢性疾病。

六、早产儿支持体系介绍

♪ 1. 为什么要出版此书

中国每年有近 200 万早产儿出生。早产儿家庭除了面临经济、心理的压力外，更面临每个早产儿都是独特的个体，很难找到与自己相同的病例参考的情况。本书定位在为出生到出院后两个月的早产儿家庭提供基础但共性的知识支持。

编辑方早产儿联盟面向出院后早产家庭的"早安宝贝"公益项目，截至 2016 年第一季度，已完成线上专业答疑（具专业资质人员）9.1 万人次；

携手搜狐、百度、阿里、第一视频等媒体常年开展答疑 11.6 万人次；其中专家主题答疑（百余家绿色通道医院科室副主任以上及各领域专家）常年开展，每周四次，每次平均 2600 个问题，精选回复 30 个左右问题；

线下公益大讲堂 11.6 万人次；

面对面，一对一专业辅导 4200 人次；

分月龄小班潜能开发 9310 人次；

线上直播每周一次，从 2015 年 11 月 12 日第一次语音直播

700 余人参与，到 2016 年 1 月 30 日 3 万人视频直播，到 2016 年 3 月实现 5 万人同期在线直播，截至 2016 年第一季度共有 20.7 万人次在每周六晚收听直播；

关注早产儿微信公众号参与以上活动，早产儿微信公众号 zaochanerlianmeng 。

2. 世界早产儿日介绍

2012 年联合国正式批准：每年 11 月 17 日为世界早产儿日。

3. 如何找到更多支持

感谢以下爱心机构，联合开通早产儿专版：

一、微信：zaochanerlianmeng

二、新浪微博：早产儿联盟

三、搜狐社区《早产儿联盟》专版

http：//club. baobao. sohu. com/zz0239/threads/

四、百度贴吧《早产儿吧》

http：//tieba. baidu. com/f？kw

五、百度宝宝知道《早产儿守护圈》

http：//baobao. baidu. com/

六、阿里健康专版

http：//www. alihealth. cn/

六、早产儿支持体系介绍

附　录

　　曾经迷茫，走过不少弯路；曾经无助，饱受很多痛苦；曾经也渴望，得到些许帮助。所以希望，更多曾经的我拥有一本关于早产儿的书，能够让他们不再迷茫，不再痛苦，在这个早产的大家庭里互帮互助，携手呵护这些稚嫩的小天使……

早产儿上海之家群主 微

　　期许良久，终于有喜！然而大喜之后，孕期反应随之而来，三四个月的孕吐煎熬，让人几欲崩溃。怀着对小宝贝的期望撑到七个月，却又迎来晴天霹雳——胎膜早破，入院保胎。在忐忑不安中保到31周，迫不得已提早两个月迎来娃娃。儿子降生之时仅有3斤8两，面临各种生存难题。在暖箱的1个月里，虽然有医护人员的精心护理，但各种担心和不安岂是轻易就能打消的！在加入早产儿联盟后，遇到了更多类似境遇的妈妈，我们在彼此的鼓励和扶持下，坚强面对各种困难，通过联盟学到了很多早产儿护理方面的知识，对孩子的成长起到了很大的帮助。如今，4个月大的儿子与普通婴儿无异。所以，我们期待联盟能够继续完善知识库，出版关于早产儿的书籍，帮助更多家庭走上幸福之路！感恩！

奕帆妈妈

2015 年 10 月 23 日什么也没准备，迎接的情绪都没有准备，我们的 baby、我们的优优就出生了，匆匆看了一眼就进了 NICU，没有时间哀伤、沮丧和埋怨，微博微信啥也没发。一天二天三天……等待优优回家的日子一共等了 58 天！

等待的日子在兴奋和焦虑中度过，焦虑的是怎么照顾早产儿，于是就想到网络，一番查找寻到早产儿联盟，这就是组织了，有了组织就感觉有了靠山。虽然学到了不少知识，但是总觉得缺少一种踏实的感觉，没有一个完整的系统的全面的教科书级别的知识库。通过参与一次联盟组织的学习交流会后对联盟的期望就更大了。

希望组织能做一个教科书级别的知识库来宣传"早产儿联盟"，让早产联盟成为一个为早产儿家庭分忧的品牌。

希望更多的有相同经历的家庭在联盟的影响下不再忧心忡忡，让更多的早产儿得到科学的喂养，健健康康长大！

优优妈妈

附

录